CONTRIBUTION A L'ÉTUDE

DES

SUTURES DES VAISSEAUX SANGUINS

DES URETÈRES, URÈTRES

ET DES INTUBATIONS DE CES MÊMES ORGANES

PAR

Le Docteur Arôldo **LEITAO DA CUNHA**

DE RIO DE JANEIRO

PARIS

VIGOT FRÈRES, ÉDITEURS

23, PLACE DE L'ÉCOLE-DE-MÉDECINE, 23

1913

CONTRIBUTION A L'ÉTUDE

SUTURES DES VAISSEAUX SANGUINS

DES URETÈRES, URÈTRES

ET DES INTUBATIONS DE CES MÊMES ORGANES

CONTRIBUTION A L'ÉTUDE

DES

SUTURES DES VAISSEAUX SANGUINS

DES URETÈRES, URÈTRES

ET DES INTUBATIONS DE CES MÊMES ORGANES

PAR

Le Docteur Arôldo LEITÃO DA CUNHA

DE RIO DE JANEIRO

PARIS

VIGOT FRÈRES, ÉDITEURS

23, PLACE DE L'ÉCOLE-DE-MÉDECINE, 23

—

1913

PRÉFACE

La chirurgie expérimentale est, pour bien dire, mère
de la chirurgie appliquée. Dans ces dernières années,
grâce aux infatigables travaux de MM. Tuffier, Carrel, etc., elle a apporté un avancement considérable à la
médecine opératoire.

En 1910, dans ma thèse de doctorat, j'écrivais : « La
chirurgie moderne peut sourire en songeant à la chirurgie des temps passés. Avec l'évolution des siècles les
chirurgiens se sont peu à peu encouragés en voyant la
nécessité d'opérer certains malheureux et grâce à cette
nécessité nous sommes aujourd'hui dotés d'une chirurgie très avancée. Si les chirurgiens d'autrefois revenaient
parmi nous pour assister à une opération dans une
salle de chirurgie moderne, remplie du très riche arse-
nal chirurgical que nous possédons, avec toute l'asepsie qui existe aujourd'hui, la possibilité d'opérer sans
que le patient ressente la douleur, sans qu'il s'écoule du
champ opératoire plus d'un gramme de sang (l'indispensable) et sans aucune suppuration post opératoire
de la blessure, ils croiraient sûrement avoir dormi de
nombreux siècles ! »

Grâce aux progrès que la chirurgie a faits dans ces dernières années, nous pouvons dire des chirurgiens qui ont eu le malheur de mourir en 1910, qu'ils étaient presque de la vieille école, car en ce court espace de temps les progrès chirurgicaux se sont multipliés d'une façon extraordinaire.

Le travail que je publie aujourd'hui a pour but de donner quelques renseignements sur les travaux originaux de chirurgie expérimentale que j'ai faits dans les hôpitaux Cochin et Beaujon.

En terminant cette préface, je présente mes plus sincères remercîments à l'illustre professeur Tuffier, pour la précieuse assistance qu'il a bien voulu me prêter dans les expériences que j'ai faites, et que je vais avoir l'honneur de vous présenter dans ce modeste mémoire; il a été pour moi un véritable ami.

Paris, le 2 février 1913.

ARÔLDO LEITÃO DA CUNHA.

CONTRIBUTION A L'ÉTUDE

DES

SUTURES DES VAISSEAUX SANGUINS

DES URETÈRES, URÈTRES

ET DES INTUBATIONS DE CES MÊMES ORGANES

CHAPITRE PREMIER

Les tentatives faites pour les sutures de vaisseaux sanguins datent de très peu de temps.

Les chirurgiens ont commencé par faire des sutures longitudinales des gros vaisseaux (artère fémorale, axillaire, etc.). Ces sutures étaient plus ou moins parfaites et diminuaient le calibre du vaisseau suturé.

Payr et Murphy furent pour ainsi dire les premiers qui aient fait des sutures de vaisseaux sanguins sur cadavres humains et plus tard sur chiens vivants dans l'Université de Lyon.

Plus tard, les chirurgiens américains de l'Université de Chicago ont fait plusieurs tentatives plus ou moins heureuses de sutures de vaisseaux sanguins.

Parmi les chirurgiens qui ont travaillé pour réaliser ces sutures, je peux citer : MM. Carrel, Tuffier, Delanglade, Schede, Ricard, Max Yordan, F. Frænkel et Schœnwerth, Clermont, Paul Carnot, etc.

Instruments. — Pour faire une suture de vaisseau sanguin, les instruments suivants sont indispensables :

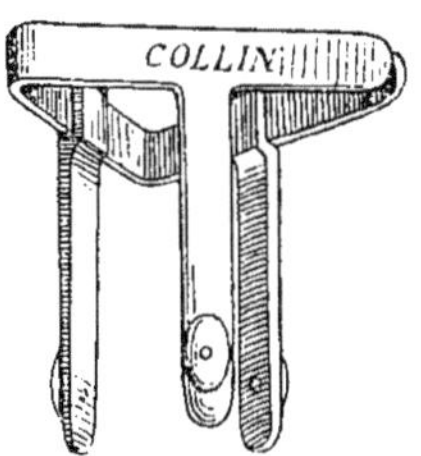

Fig. 1. — « Aide-muet » du Dʳ A. L. da Cunha. I. I. (Voir l'article de la *Presse Médicale* du 8 février 1913.)

deux petites pinces pour hémostase temporaire, de deux à quatre petites pinces pour hémostase définitive (dans le cas de petites anastomoses), un appareil triangulaire dénommé « aide-muet » (fig. 1), une paire de petits ciseaux, une petite pince de dissection, des aiguilles n° 16, des

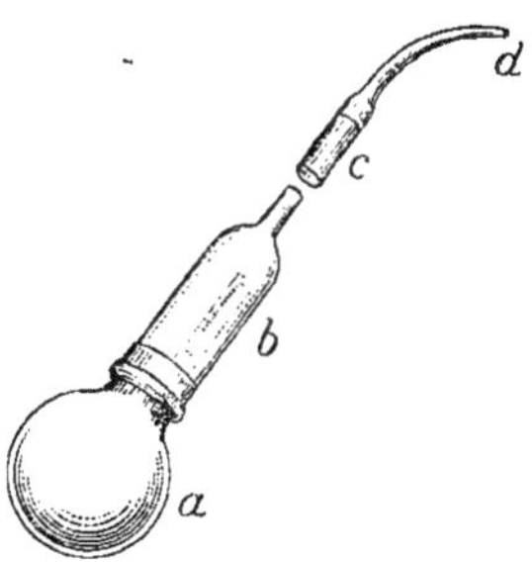

Fig. 2. — Schéma d'une seringue de Gentile. — a, boule de caoutchouc ; b, corps en verre de la seringue ; c, d, tubes de caoutchouc et de verre, ajoutés par moi à la seringue de Gentile.)

fils de soie de Lyon pour les aiguilles, une seringue de Gentile (fig. 2), etc.

Technique. — Certaines règles sont indispensables pour les sutures des vaisseaux sanguins. Afin d'éviter les complications dangereuses, par exemple, thrombose, embolie, hémorragie, mortification des parois vasculaires, etc., il est utile d'observer certaines règles dans les sutures de vaisseaux sanguins.

En premier lieu une entière et rigoureuse asepsie est indispensable. Toute suture de vaisseaux sanguins qui suppure est une suture perdue et d'un pronostic dangereux pour la vie du malade. Des diverses parties du corps humain les vaisseaux sanguins sont ceux qui ont le plus souvent sujet d'être infectés après l'opération. Pourtant, toute opération dans ces organes doit être suivie de cicatrisation *per primam intentionem.* Il est indispensable aussi d'opérer avec une grande délicatesse relativement aux parois des vaisseaux sanguins ; toute pression exercée sur ces parois est suivie de la mort de ceux-ci. Les thromboses sont très fréquentes dans les cas de pression exercée sur les parois vasculaires.

*
* *

Les vaisseaux sanguins peuvent être suturés, extrémité avec extrémité (anastomose termino-terminale), extrémité avec face (anastomose termino-latérale), face avec face (anastomose latéro-latérale) et longitudinalement (suture longitudinale).

a) *Anastomose termino-terminale.* — L'anastomose termino-terminale consiste à suturer les deux extrémités d'un vaisseau sanguin bout à bout en employant une suture continue.

Pour suturer une artère ou une veine sectionnées transversalement, le chirurgien doit observer les règles suivantes : chercher l'artère ou la veine, isoler ses deux ex-

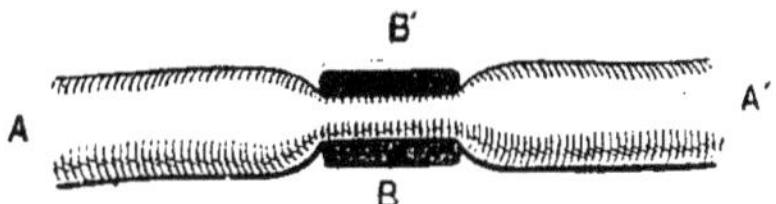

Fig. 3. — Coupe transversale des branches d'une pince pour hémostase temporaire — a, a', vaisseau sanguin ; b, b', les deux branches de la pince. (Cette pince ne tient pas bien le vaisseau sanguin.)

trémités sur une étendue de trois à quatre centimètres, faire une hémostase temporaire en employant deux pinces spéciales (fig. 3 et 4), nettoyer parfaitement la lumière du vaisseau à l'aide de la seringue de Gentile avec la solution de Ringer ; ensuite, pratiquer dans chacune des

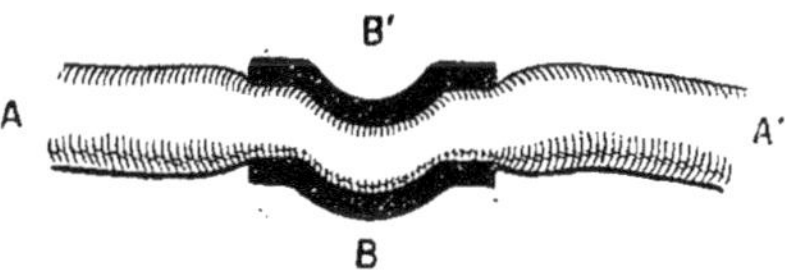

Fig. 4. — Coupe transversale de ma pince pour hémostase temporaire, — a, a', vaisseau sanguin ; b, b', les deux branches de la pince. (Cette pince tient bien le vaisseau sanguin.)

extrémités du vaisseau sectionné trois points de suture primitifs également distants qui doivent perforer toute l'épaisseur de la paroi vasculaire (fig. 5) ; serrer les trois points primitifs, attacher les trois fils de ces points aux crochets des bras de l'appareil (aide-muet) (fig. 6), nettoyer à nouveau la lumière du vaisseau et de tout le champ opératoire avec la solution de Ringer (1), plus

(1) Solution de Ringer.

Chlorure de sodium.	9 gr.
Chlorure de calcium.	0,25
Chlorure de potassium	0,42
Eau distillée.	1000 gr.

haut mentionnée et éponger avec des compresses ce dernier ; puis, couvrir avec une certaine quantité de glycérine ou vaseline liquide stérilisée (on peut aussi en introduire dans l'intérieur du vaisseau).

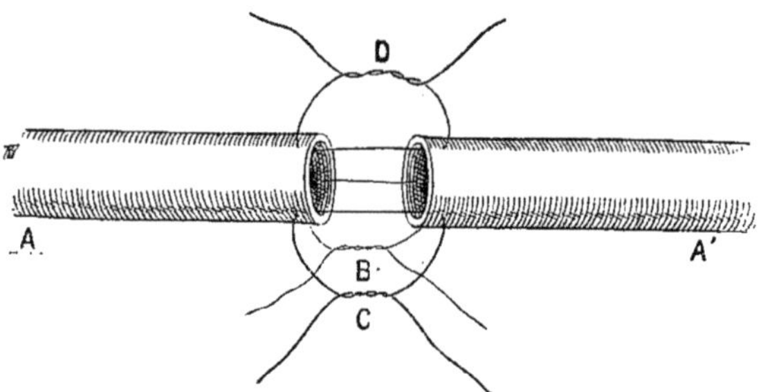

Fig. 5. — *a, a'* vaisseau sanguin ; *b, c, d*, les trois points primitifs de fixation.

Après avoir observé avec soin ce que je viens de décrire, on commence la suture du vaisseau sanguin.

Avec l'emploi de « l'aide-muet », les extrémités du

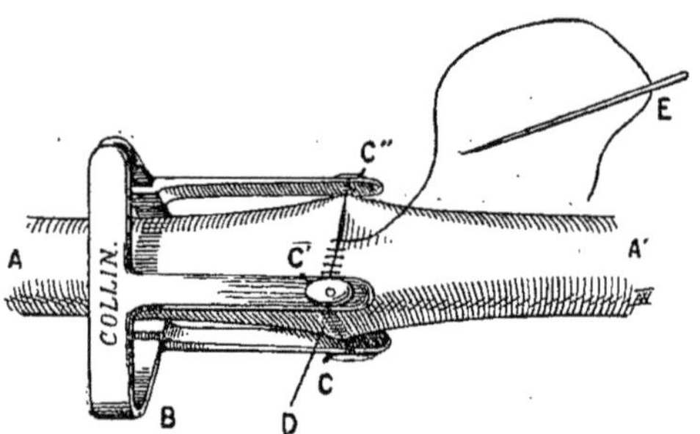

Fig. 6. — *a, a'*, vaisseau sanguin ; *b*, aide-muet ; *c, c', c"*, les trois fils primitifs de fixation accrochés aux trois bras de l'appareil ; *d*, une face du vaisseau sanguin suturée ; *e*, aiguille et fils continuant la suture de l'autre face (anastomose termino-terminale).

vaisseau sanguin, de cylindriques qu'elles étaient, deviennent triangulaires et restent parfaitement juxtaposées (fig. 6) ; on commence alors à faire la suture d'une des faces du triangle vasculaire, en ayant le soin de faire un petit mouvement de l' « aide-muet » (d'arrière en avant), de façon à ce que l'angle de l'ouverture de cet appareil se trouve en avant. Cette petite manœuvre a pour but de faire une légère torsion du vaisseau sanguin, de sorte que, en faisant la troisième suture du triangle vasculaire, la torsion est égale à la torsion faite pour la première suture. En terminant la suture de la première face du triangle vasculaire on tourne l' « aide-muet » (d'avant en arrière, un tiers), on coud la seconde face et on pratique de même pour la troisième et avec le même fil.

Pendant la suture, la lumière du vaisseau doit être nettoyée constamment avec la solution de Ringer.

Après la suture des trois faces vasculaires on coupe les fils primitifs qui maintenaient les deux extrémités vasculaires et on retire l'appareil en écartant les deux branches correspondant à l'ouverture de celui-ci. On éponge parfaitement la surface de la suture, en attendant deux à quatre minutes avant de retirer les deux pinces d'hémostase temporaire.

Quand la suture est parfaite, après avoir retiré les deux pinces d'hémostase temporaire, presque jamais la suture ne saigne ; dans le cas contraire, il suffit de faire sur les endroits qui saignent quelques points de suture supplémentaire.

Une bonne suture de vaisseaux sanguins doit être faite avec calme et sans se presser ; « on doit savoir que chirurgie n'est pas sport... »

Pour terminer l'opération, on fait la suture des plans

sectionnés, fermant de cette façon tout le champ opératoire.

Dans le cas d'une anastomose artério-veineuse, la veine ayant généralement un plus grand calibre que l'artère, les points doivent être plus espacés du côté de la veine ; pour cela ils doivent renfermer une plus grande quantité de la paroi de cette dernière.

*
* *

b) *Anastomose termino-latérale.*— L'anastomose termino-latérale consiste à implanter l'extrémité d'un vaisseau à la paroi latérale d'un autre vaisseau.

Pour pratiquer cette opération il suffit de faire une ouverture triangulaire à la paroi d'un certain vaisseau ; cette ouverture doit être proportionnelle au calibre de l'extrémité de l'autre vaisseau qui est à suturer. Ayant préalablement fait une hémostase temporaire et le lavage des lumières des vaisseaux avec la solution de Ringer, on pratique les trois points primitifs de fixation, on accroche les fils aux crochets des bras de l' « aide-muet » et on coud les trois faces vasculaires.

La suture continue des trois faces du triangle vasculaire, dans ce cas, est plus difficile, mais avec quelque pratique on peut parfaitement la faire.

*
* *

c) *Anastomose latéro-latérale.*— L'anastomose latéro-latérale a pour but de faire la communication latérale de deux vaisseaux sanguins (fig. 7).

Pour faire ce système de suture vasculaire il suffit d'inciser latéralement la paroi artérielle en forme d'ellipse et de pratiquer deux points de suture primitifs dans le sens du plus grand diamètre de cette incision, et deux autres points dans le sens de son plus petit diamètre; en faisant ceci on accroche seulement trois fils aux crochets de l' « aide-muet », laissant un fil, le supérieur, sans effet; on coud la face supérieure du triangle vasculaire (sa plus grande face); ensuite on dénoue les trois fils de fixation et on tourne les vais-

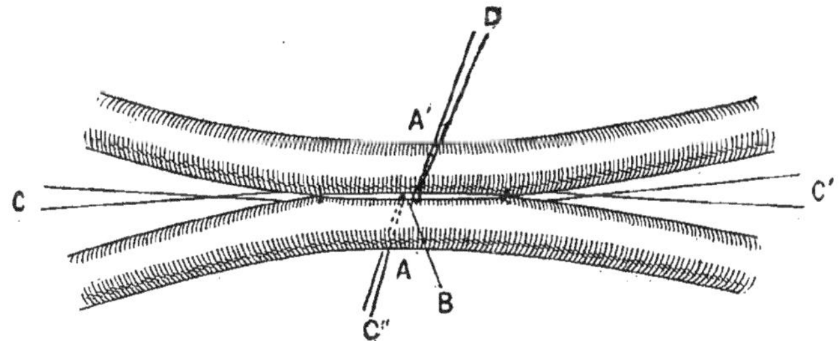

Fig. 7. — a, a', vaisseaux sanguins; b, incisions longitudinales des vaisseaux sanguins, pour pratiquer la suture dans un cas d'anastomose latéro-latérale; c, c', c", les trois fils primitifs de fixation qui seront accrochés aux bras de l'appareil (aide-muet); d, autre fil de fixation qui sera utilisé au deuxième temps de l'opération.

seaux en sens inverse, on accroche de nouveau trois fils primitifs de fixation de manière à ce que le fil supérieur (celui qui était inférieur) reste encore sans effet, et on coud la face supérieure. En terminant la suture de cette face, on coupe les trois fils de fixation et on enlève l' « aide-muet ». De cette façon les vaisseaux sanguins restent parfaitement cousus.

*
* *

d) *Suture longitudinale.* — La suture longitudinale

est la plus facile de toutes les sutures de vaisseaux sanguins et elle a pour but de coudre une artère ou veine dans le sens longitudinal.

Il y a deux procédés pour réaliser une suture longitudinale :

Premier procédé. — On pratique l'hémostase temporaire, on fait deux points primitifs à chacun des angles de la blessure vasculaire, on nettoie parfaitement l'intérieur du vaisseau avec la solution de Ringer et on attache ces deux fils aux crochets supérieurs de « l'aide-muet » en faisant ensuite la suture continue longitudinale.

Deuxième procédé. — Le deuxième procédé est plus rapide que le premier. Il est fait avec l'emploi de

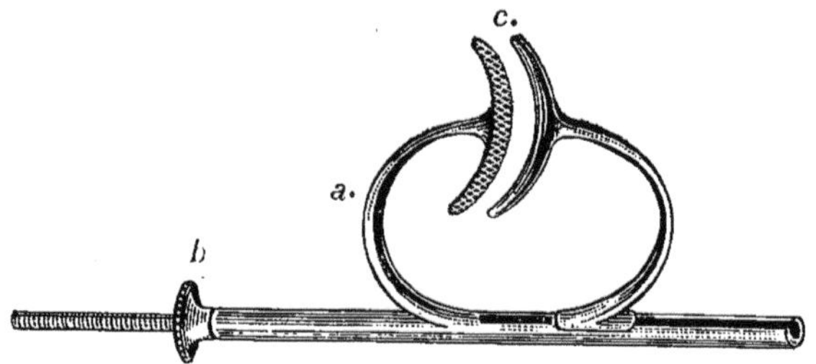

Fig. 8. — Pince d'hémostase et de suture.

ma pince hémostatique et de suture (fig. 8). On ouvre cette pince, on fait pénétrer l'artère en dedans de son anneau (*a*) et on serre sa vis de pression (*b*); de cette manière les deux branches semi-lunaires (*c*) de la pince rapprochent les deux bords de l'incision vasculaire empêchant l'écoulement sanguin et on fait la suture continue au-dessus des branches de cette pince.

En suivant toutes les règles que je viens de décrire, on peut parfaitement suturer toute espèce de vaisseaux

sanguins, même les plus petits ; ceux qui ont un millimètre de diamètre.

* *

Observations. — *Première observation.* — Suture de
l'artère abdominale sur un lapin, faite le 20 décembre
1912.

Après avoir ouvert la paroi abdominale et isolé l'artère dans une étendue de quatre centimètres, ayant préalablement enlevé et enveloppé dans des compresses
chaudes une grande portion des anses intestinales, pour
faciliter les manœuvres de l'opération, j'ai appliqué
deux pinces d'hémostase temporaire et j'ai sectionné
l'artère en question. Après cette petite manœuvre, j'ai
lavé parfaitement bien la lumière de cette artère avec
la solution de Ringer et j'ai fait trois points primitifs de
fixation sur la circonférence du vaisseau et à distance
égale l'un de l'autre ; j'ai appliqué l' « aide-muet » et
j'ai accroché les trois fils de fixation aux crochets des
bras de l'appareil, en employant une grande délicatesse, car cette artère avait un diamètre de trois millimètres et ses parois étaient extrêmement minces et très
peu résistantes. Après cela j'ai imprimé un petit mouvement à mon appareil (d'arrière en avant), et j'ai commencé par faire la suture de la face supérieure du triangle vasculaire ; en terminant cette suture j'ai donné un
tiers de rotation de mon appareil (d'avant en arrière)
j'ai pratiqué la suture de la seconde face et j'ai fait de
même en pratiquant la suture de la troisième et dernière face de mon triangle vasculaire. Après avoir ter-

miné ma suture j'ai coupé les trois fils primitifs de fixation et j'ai retiré mon appareil. En épongeant la surface de la suture, j'ai attendu deux à quatre minutes afin que cette dernière sèche un peu et ensuite j'ai retiré les deux pinces qui empêchaient le passage du sang aux deux extrémités artérielles.

A cause de la grande fragilité de la paroi de cette artère et de son extrème finesse, j'ai eu l'ennui de voir le sang sortir par deux des petits orifices produits par le passage de l'aiguille dans les parois artérielles.

Pour remédier à ce petit accident j'ai pratiqué deux ou trois points supplémentaires sur les orifices qui laissaient échapper le sang et la suture est restée complètement imperméable.

Après l'opération la circulation normale du sang était rétablie et comme preuve l'on sentait les pulsations des artères crurales. J'ai fait aussitôt la suture de la petite incision péritonéale, sur cette artère, j'ai remis les anses intestinales dans la cavité abdominale, j'ai fait une injection intraabdominale de 200 grammes de sérum artificiel chauffé à 37°, parce que l'animal avait perdu une certaine quantité de sang ; ensuite, j'ai suturé le péritoine, la surface musculaire et la peau. Sur la partie supérieure de la suture, j'ai déposé une certaine quantité de collodion iodé pour empêcher l'infection postopératoire.

L'opération une fois terminée, j'observais que l'animal ne pouvait pas marcher ; il avait une paraplégie complète (ses deux membres postérieurs étaient complètement paralysés).

La cause de cette paraplégie est due à la suspension
prolongée de la circulation du segment inférieur de la
moelle spinale et des membres postérieurs. Dans toutes
les opérations de ce genre la suspension de la circulation sanguine ne doit jamais dépasser de dix à quinze
minutes. Or, cette opération avait duré plus d'une
heure ; cela était dû non seulement au peu de pratique
que j'avais pour la suture des vaisseaux sanguins à cette
époque (cette suture était la première que je pratiquais
sur un animal vivant), mais de plus à la fragilité exces-
sive de ce vaisseau ; en raison de cette fragilité et à

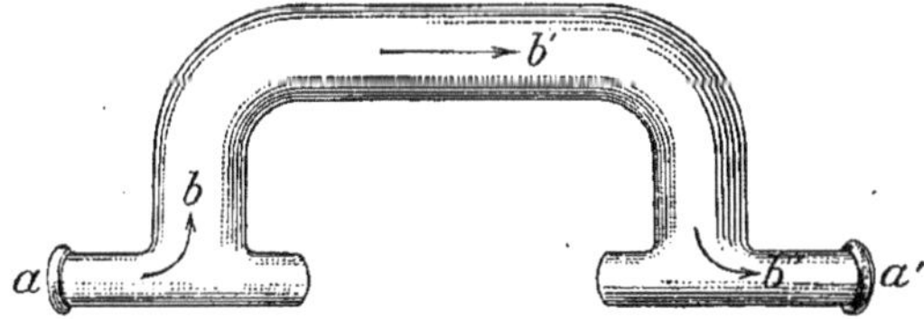

Fig. 9. — Tube pour produire la circulation temporaire, — a, a', les deux
extrémités du tube qui sont introduites dans la lumière du vaisseau ;
b, b', b'', flèches indiquant le sens du courant sanguin.

l'occasion de la suture de la seconde face artérielle,
j'eus l'ennui de voir cette artère se rompre dans le sens
longitudinal, rupture qui a exigé quelque temps pour
être réparée.

Afin d'éviter ce très grand inconvénient (la paraplégie)
et d'opérer dans un laps de temps très réduit, qui dans
certain cas est quelquefois impossible (10 à 15 minutes),
j'ai imaginé un système de tube en verre, en argent, etc.
(fig. 9), qui produit la circulation temporaire, permet-
tant de faire très bien cette opération ; avec ce tube on
peut opérer sans se presser.

L'emploi de ce tube est des plus simple ; avant d'en faire usage on le plonge dans un bain de paraffine fondue (très chaude) pendant quelques minutes, puis on l'enlève et on attend la solidification de la petite couche de paraffine adhérente au tube ; après avoir exécuté ces préparatifs on adapte les deux pinces d'hémostase temporaire plus ou moins éloignées de façon à ce que la place du tube reste entre elles ; ensuite on pratique deux incisions longitudinales sur les parois de l'artère à opérer, on nettoie très bien avec la solution de Ringer la lumière de ce vaisseau ; puis on introduit les extrémités du tube dans l'intérieur du vaisseau, on passe un fil sur chacune des quatre branches du tube et on serre ; ensuite on enlève les deux pinces d'hémostase temporaire ; de cette manière le sang passe à l'intérieur du tube et va au segment inférieur du corps.

Ainsi on peut opérer aussi longtemps qu'il est nécessaire. Il faut simplement que l'opération de l'introduction du tube dans le vaisseau sanguin ne dépasse pas de dix à quinze minutes, sans quoi les phénomènes de paraplégie se déclarent.

*
* *

Deuxième observation. — Suture de l'artère crurale sur un chien faite le 24 décembre 1912.

Après avoir découvert l'artère, j'ai adapté sur celle-ci deux pinces d'hémostase temporaire à quatre centimètres l'une de l'autre, j'ai sectionné transversalement l'artère en question, j'ai nettoyé parfaitement son intérieur avec la solution de Ringer, j'ai fait trois points primitifs de fixation, j'ai appliqué l' « aide-muet » en fixant les trois fils déjà nommés aux trois crochets des bras de cet appareil et pratiquai ma suture continue des trois faces du triangle artériel ; après avoir terminé cette dernière, j'enlevai l'appareil ayant au préalable coupé les fils de fixation. J'ai attendu quelques temps afin de sécher la surface de la suture et je retirai les deux pinces d'hémostase temporaire. Le sang circula d'une façon parfaite, on sentait très bien les pulsations sur le segment inférieur du vaisseau opéré. Je pratiquai ensuite la suture de l'aponévrose, des muscles et de la peau. Le chien marcha parfaitement bien, si bien qu'il s'enfuit de l'hôpital deux ou trois jours après l'opération.

Je pourrais multiplier ces observations, mais je pense que celles-ci sont suffisantes pour la facile compréhension de la technique relative à la suture des vaisseaux sanguins.

CHAPITRE DEUXIÈME

Sutures des uretères

Nombreux sont les chirurgiens qui ont travaillé pour les sutures des uretères. Entre les plus connus je crois devoir citer les suivants : Tuffier, Carrel, Morris, O. Hildebrandt, Monari, Fournier, Van Hoock, Gubaroff, Ricard, Paul Lelaud, Pierre Delbet, etc.

Les systèmes employés pour la suture des uretères

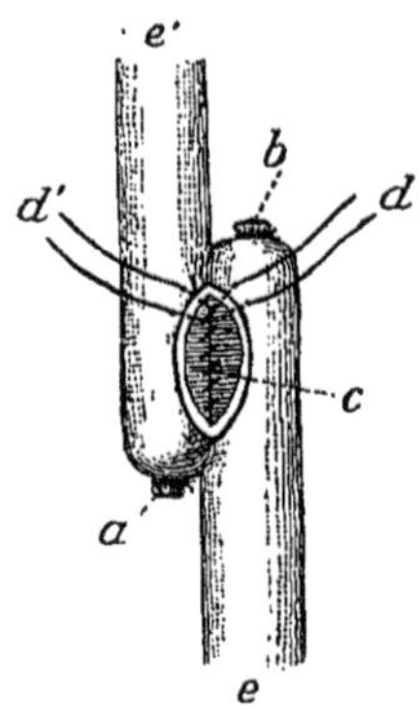

Fig. 10. — a, ligature du bout supérieur ; b, ligature du bout inférieur ; c, suture des lèvres postérieures de la double boutonnière ; d, d', suture des lèvres antérieures de la double boutonnière ; e, e', extrémités inférieures et supérieures, de l'uretère. (Anastomose latéro-latérale.)
(Lejars).

sont nombreux ; on peut pratiquer les suivants : anastomose latéro-latérale (fig. 10) (suturant les deux faces des extrémités sectionnées en nouant celles-ci) ; anastomose termino-latérale (fig. 11 et 11') (suturant l'extrémité

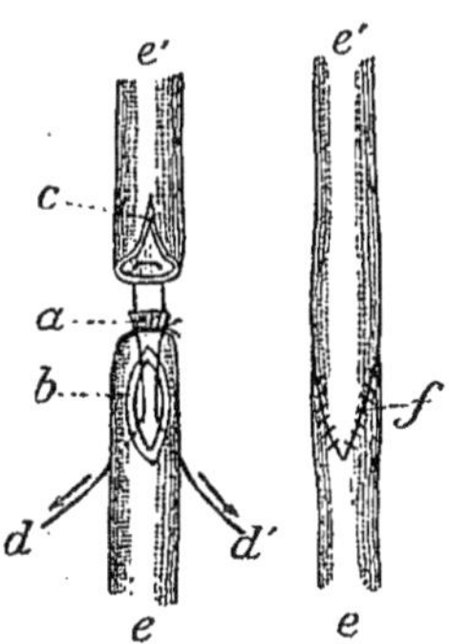

Premier temps. — Deuxième temps.

FIG. 11 et 11'. — a, bout inférieur lié avec une soie; b, boutonnière du bout inférieur ; c, incision du bout supérieur ; d, d', les deux extrémités du fil que tire le bout supérieur ; e, e', les deux extrémités de l'uretère ; f, le bout supérieur invaginé et les points de suture terminés. (Implantation termino-latérale) (Lejars.)

supérieure de l'uretère avec la face de l'extrémité infé-

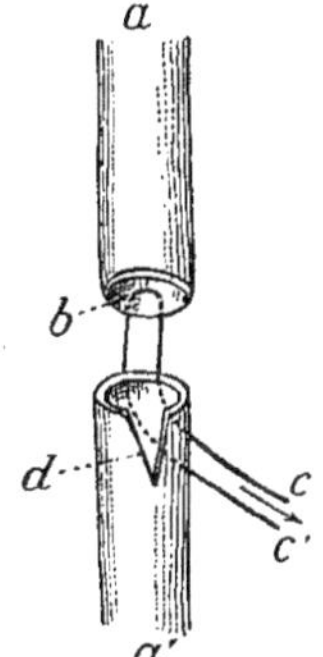

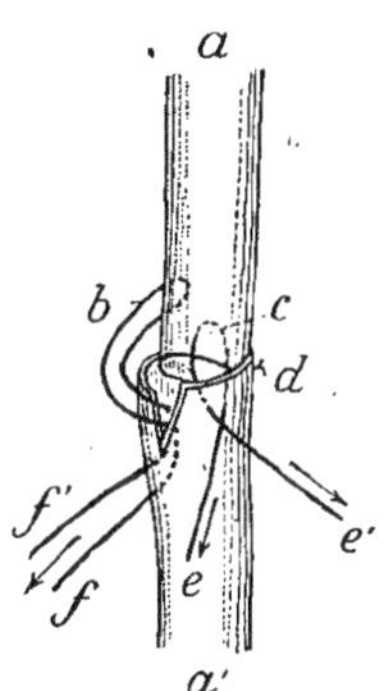

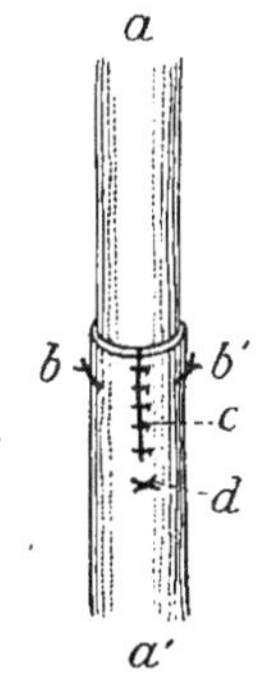

Premier temps

Deuxième temps.

Troisième temps.

FIG. 12. — a, a', extrémités de l'uretère ; b, anse du fil à la face interne du bout supérieur ; c, c', les chefs du fil transversant le bout inférieur ; d, fente du bout inférieur. (Invagination termino-terminale) (Lejars).

FIG. 12'. — a, a', extrémités de l'uretère ; b, anse du fil antérieur ; c, anse du fil latéral ; d, fil postérieur noué ; e, e', chefs du fil latéral ; f, f', chefs du fil antérieur. (Invagination termino terminale) (Lejars.)

FIG. 12''. — a, a', extrémités de l'uretère ; b, b', fils latéraux noués ; c, fils complémentaires, sur la fente du bout inférieur ; d, fil antérieur noué. (Invagination termino -terminale) (Lejars.)

rieure et nouant celle-ci); anastomose termino-terminale (en suturant les deux extrémités de l'uretère bout à bout) ; et l'invagination termino-terminale (fig. 12, 12' et 12") (en introduisant les extrémités de l'uretère l'une dans l'autre.

*
* *

Parmi les différents procédés, je pense que le plus simple et le plus sûr est celui de l'anastomose termino-terminale (bout à bout).

Avec l'emploi de l' « aide muet » et suivant les règles que je vais décrire, presque toujours on obtient un heureux résultat.

Le matériel chirurgical est identique à celui que l'on emploie pour la suture des vaisseaux sanguins. On applique premièrement les deux pinces qui servent à produire l'hémostase dans le cas des sutures de vaisseaux sanguins et qui produisent ici *l'urostase temporaire*, empèchant de cette façon l'écoulement urinaire. On nettoie parfaitement l'intérieur des extrémités de l'uretère avec la solution suivante :

Acide borique.	4 grammes
Teinture d'iode	1 —
Iodure de potassium. . .	2 —
Glycérine pure	8 —
Eau filtrée	100 —

Pour stériliser.

Après avoir fait ce lavage, on pratique trois points primitifs de fixation, on applique l' « aide-muet », on accroche les trois fils de fixation aux crochets des trois bras de cet appareil et on suture les trois faces du triangle urétéral (voir sutures de vaisseaux sanguins).

Après avoir coupé les trois fils de fixation et enlevé l'appareil, on éponge la surface suturée en attendant deux à quatre minutes pour sécher un peu celle-ci et on enlève les deux pinces d'urostase temporaire.

Si la suture est bien faite, l'urine passera sans filtrer à travers les points ; dans le contraire, il suffit pour remédier à cet inconvénient de faire deux ou quatre points supplémentaires sur les orifices qui donnent sortie à l'urine. En faisant cela, presque toujours l'urine passe sans aucune infiltration.

Si après tout cela il se produit encore des écoulements urinaires, on peut, après avoir mis les mêmes pinces d'urostase temporaire, appliquer une petite couche de collodion iodé sur les points de la suture en question, ayant préalablement séché un peu la surface suturée, avec des compresses sèches.

En observant avec soin toutes les règles que je viens de décrire, on peut très bien faire une suture de l'uretère solide et parfaite.

Quand il y a le moindre doute pour le parfait passage de l'urine du rein à la vessie, on peut pratiquer le cathétérisme des uretères, certifiant de cette façon si l'opération est ou non bien faite. Ce cathétérisme doit être fait avec la plus rigoureuse asepsie et la sonde doit être introduite dans la partie la plus inférieure des uretères.

*
* *

Observation. — Suture des deux uretères faite sur un chien au 1ᵉʳ février 1913.

Ayant ouvert la paroi abdominale et le péritoine postérieur incisé, je découvris les uretères sur une surface de quatre centimètres, je posai les deux pinces d'urostase temporaire sur chacun des uretères, je pratiquai une incision transversale sur les mêmes et entre les deux pinces, je nettoyai parfaitement l'intérieur des uretères avec ma solution (glyco-boro-iodée), je mis les trois fils primitifs de fixation et j'accrochai les fils aux trois bras de l' « aide-muet » ; de cette manière les uretères, auparavant cylindriques, devinrent triangulaires.

Après avoir terminé ces préparatifs, j'ai cousu avec un fil de soie de Lyon (très fin) les trois faces des uretères, puis j'ai coupé les trois fils primitifs de fixation et j'ai enlevé l'appareil.

En terminant ces sutures, j'enlevais les pinces qui empêchaient l'écoulement de l'urine et je constatais que les sutures étaient parfaites ; l'urine passait très bien, comme à l'état normal.

CHAPITRE TROISIÈME

Intubation

On appelle intubation l'opération qui a pour but d'in-
(troduire un tube en verre, argent, etc. (fig. 13, 14 et 15)
d'une substance inerte) dans la lumière d'un vaisseau

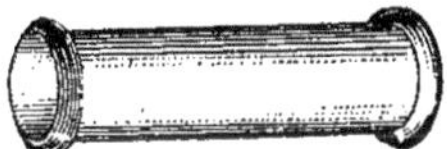

Fig. 13. — Schéma d'un tube pour intubation des vaisseaux sanguins
urétères et urèthre.

sanguin, etc., afin d'unir les extrémités de ceux-ci et de
rétablir le cours normal du liquide du vaisseau opéré.

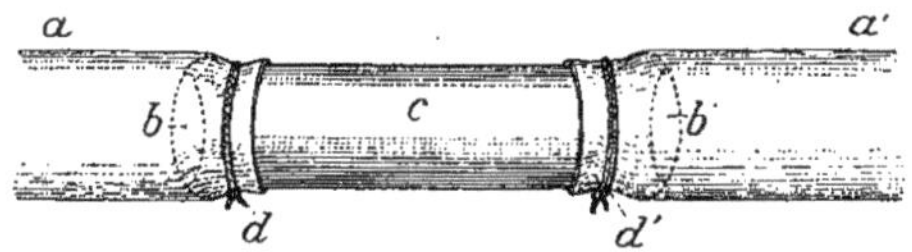

Fig. 14. — Schéma d'un tube paraffiné dans l'intérieur de deux extrémités
d'un vaisseau sanguin, — a, a', les deux extrémités du vaisseau sanguin ;
b, b', les deux extrémités du tube dans la lumière du vaisseau ; c, corps
du tube ; d, d', fil de soie serrant le vaisseau contre le tube.

L'intubation peut être transitoire ou permanente. Cette
opération doit être faite ou comme palliatif, dans un cas
d'extrême faiblesse du malade (ne pouvant supporter
une longue anesthésie) ou dans le cas où le chirurgien

ne disposerait pas d'un morceau d'artère, etc., pour faire la greffe de l'organe blessé. Comme on peut le voir cette opération d'intubation est seulement appliquée dans les cas de chirurgie d'urgence. La durée du temps que peut rester le tube dans le corps d'un malade est très variable. Carrel a réussi à faire une intubation de l'aorte thoracique sur un chien (sans couper transversalement cette artère, il a sèulement fait une incision longitudinale d'aorte thoracique et a introduit

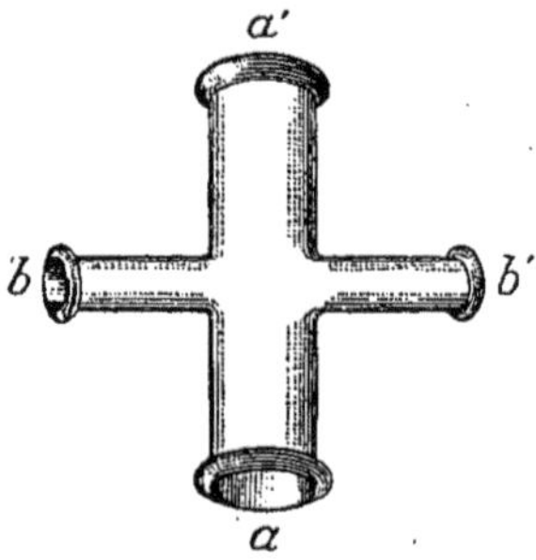

Fig. 15. — Tube en croix pour intubations des veines cave inférieure et rénales, — a, a', extrémités qui doivent être intubées dans la veine cave inférieure ; b, b', extrémités qui doivent être intubées dans les veines rénales droite et gauche.

le tube paraffiné dans cette artère, en passant un fil sur chaque extrémité du tube) et cette bête a vécu, en bonne santé plusieurs mois après l'opération.

Après un certain temps il apparaît des phénomènes de mortification des parois des vaisseaux, phénomènes qui sont dus non seulement à la pression des fils sur les parois du vaisseau, mais aussi à la présence du tube paraffiné ; il y a une irritation des parois du vaisseau.

Technique de l'intubation. — Pour pratiquer une intubation il est indispensable d'avoir une instrumentation spéciale,en plus du tube paraffiné.Ces instruments sont les suivants : plusieurs pinces d'hémostase temporaire (ou d'urostase), des fils d'Alger, etc.

Pour les opérations des vaisseaux sanguins cette opération d'intubation peut être appliquée non seulement dans les cas d'anévrysmes, mais encore dans les cas d'accidents avec blessures de ces mêmes vaisseaux.

a) *Intubation dans les cas d'anévrysmes.* — On découvre le sac anévrysmal, on applique deux pinces d'hémostase temporaire sur chacune des extrémités du sac anévrysmal, on sectionne le vaisseau entre chacune des deux pinces, on nettoie la lumière des extrémités du vaisseau avec la solution de Ringer, on introduit les extrémités du tube paraffiné dans la lumière de chacune des extrémités du vaisseau coupé, on passe et on serre un fil de soie d'Alger sur celles-ci, et on enlève les pinces d'hémostase temporaire. De cette façon, le segment occupé auparavant par le sac anévrysmal est remplacé par le tube paraffiné. Le malade peut rester longtemps avec ce tube sans aucun danger et quand les conditions du malade le permettent, ce tuyau est enlevé et substitué par un segment d'artère ou de veine retiré d'une autre personne ; on pratique une greffe qui rend l'opération définitive.

*
* *

b) *Intubation dans les cas d'accidents.* — Cette opération est pratiquée non seulement dans les cas de blessures étendues des vaisseaux sanguins, mais aussi pour les blessures des uretère et urètres. La technique à suivre est la même, tant pour les vaisseaux sanguins que pour les uretères et urètres. On découvre les organes lésés, on applique les pinces d'hémostase temporaire ou d'urostase, on sectionne entre les deux pinces la partie lésée de l'organe, on nettoie l'extrémité de celui-ci avec la solution de Ringer (dans les cas de blessures des vaisseaux sanguins), ou avec la solution glyco-boro-iodée déjà mentionnée (dans les cas de blessures des uretères ou de l'urètre); ensuite on applique le tube paraffiné en nouant sur celui-ci les extrémités de l'organe lésé, en employant des fils de soie d'Alger et on retire les deux pinces d'hémostase ou d'urostase temporaires.

De cette façon, le sang ou l'urine circulent normalement. Le malade peut rester pendant longtemps avec le tube paraffiné dans son corps et, plus tard, on pratique une greffe qui sera définitive.

*
* *

Observation. — Intubation de la veine cave inférieure et des veines rénales pratiquée sur un chien.

Lorsque j'incisai la partie médiane de la paroi abdominale, les veines cave inférieure et rénales furent de suite visibles dans le fond de la cavité abdominale. J'ai commencé mon opération en employant les deux pinces d'hémostase temporaire sur la veine rénale gauche à un centimètre et demi de distance de son embouchure dans la veine cave inférieure, sectionnant la veine rénale en question entre les deux pinces, nettoyant la lumière de celle-ci avec la solution de Ringer et en introduisant une des branches du tube paraffiné (branche de cinq millimètres de diamètre) à l'intérieur de cette extrémité veineuse et passant sur celle-ci un fil de soie d'Alger, en prenant soin de nouer celui-ci ; j'ai pratiqué la même manœuvre relativement à la veine rénale du côté opposé ; je terminais mon opération en appliquant deux pinces d'hémostase temporaire sur la veine cave inférieure à deux centimètres au-dessus des veines rénales, je sectionnais la veine cave inférieure entre les pinces déjà mentionnées, et j'introduisais une des branches de l'appareil (branche de 10 millimètres de diamètre) dans la lumière de cette veine, j'appliquais sur l'extrémité de celle-ci un fil de soie d'Alger, que je nouais solidement. J'ai fait la même maneuvre relativement au segment de cette veine situé au-dessous des veines rénales.

En enlevant les quatre pinces qui empêchaient la circulation veineuse, celle-ci a repris parfaitement bien son cours normal. Les quatre branches (en forme d'une croix) de l'appareil ont substitué le segment veineux enlevé (fig. 15).

*
Y Y

Observation. — Intubation des deux uretères d'un chien. En ouvrant la paroi abdominale les uretères ont été facilement trouvés. Je commençais par faire l'isolement de ces organes sur une longueur de quatre centimètres ; j'appliquais sur chacun de ces mêmes organes deux pinces d'urostase temporaire en conservant entre elles deux centimètres de distance et je sectionnais les deux uretères entre chacune des deux pinces ; j'introduisis un tube paraffiné d'un millimètre de diamètre dans l'extrémité supérieure de l'uretère gauche, en nouant un fil de soie d'Alger et sur l'extrémité opposée de ce tube j'ai exécuté la même manœuvre relativement à l'extrémité inférieure de ce même uretère ; j'ai terminé mon opération en introduisant l'extrémité supérieure d'un autre tube paraffiné dans l'extrémité supérieure de l'uretère droit et en unissant l'extrémité inférieure du tube dans l'extrémité inférieure du même uretère. En enlevant les quatre pinces d'urostase temporaire, l'urine a circulé parfaitement bien.

*
* *

Pour pratiquer une intubation de l'urètre on emploie le même procédé d'intubations urétérales. L'opération d'intubation sur l'urètre est plus facile à exécuter et de pronostic plus sûr.

Fin.

MAYENNE, IMPRIMERIE CHARLES COLIN

www.ingramcontent.com/pod-product-compliance
Ingram Content Group UK Ltd.
Pitfield, Milton Keynes, MK11 3LW, UK
UKHW020136080726
13614UKWH00005B/2265